# LES EFFETS DE L'ALCOOL DANS TON CORPS

PAR

**KIBOKO FRANÇOISE MACHOZI**

www.savelife.co.za

# TABLE DES MATIERES

## L'ALCOOL

Tout composé organique oxygéné de formule ROH, ou R est une chaîne ou un cycle hydrocarboné.

Alcool éthylique ou alcool : Liquide incolore, $C_2H_5OH$ qui bout à 78ºC et se solidifie à 112ºC . L'alcool éthylique est obténu par la distillation des jus sucrés fermenté ou des matières amylacées transformées en glucose.

Toute boisson conténant de l'alcool-special. Boisson à forte concentration en alcool.

Alcool de prune.[i]

L'alcool est un liquide incolore, volatil ayant une odeur faible et doux. Sa combustion ne produit pas de fummée mais elle donne une flamme bleuâtre.

La préparation de l'alcool se fait soit par distillation soit par fermentation.

## L'HISTORIQUE DE L'ALCOOL

Les mélanges des boissons alcoolisées à partir de riz et de miel ont été observés depuis le 7ème millénaire av J-C par contre la technique de distillation a commencée à partir du 12ème Sicle.

En 1796 johannTobias Lowitz parvint à purifier l'éthanol distillé en le filtrant sur le charbon actil.

Antoine Lavoisier découvre les composés chimiques de l'alcool.

L'alcool ou l'éthanol est l'unique alcool qui soit comestible. Il peut être utilisé comme carburant, combustible, désinfectant et comme boisson.

L'alcool utilisé à des fins autres que comestible est toujours mélangé au poison et change de nom.

# L'ALCOOL DANS TON CORPS

## 1.LES EFFETS DE L'ALCOOL SUR LE SYSTEME NERVEUX

L'alcool affecte ton cerveau à partir de la seconde à la quelle tu commences à boire.

Une consommation excessive d'alcool affectera la facon de t'exprimer non seulement que tu perdras le contrôle physique de tes lèvres mais aussi tu perdras le contrôle de ton language de telle sorte que tu pourras dire des choses que tu n'es pas supposé dire.

Tu perdras le contrôle de tes jambes et tu peux te retrouver là où tu n'as pas l'intension d'aller avec tout ce que cela a comme conséquences.

L'alcool provoque des hallucinations, la démence, la perte de mémoire et les convulsions.

L'alcool augmente le risque de développer la dépression et le risque d'une psychose.

Certains donnés démontrent que le fait de prendre 30 unités d'alcool par jour pour plusieurs semaines augmente sensiblement le risque de développer une psychose.

L'alcool cause la dépendance.

D'après certains données en grande Bretagne 1/7 adultes soit 6,4% d'adultes sont dépendant à l'alcool.

## 2.LES EFFETS DE L'ALCOOL SUR TON COEUR

L'alcool pris de manière modérée protége ton coeur mais une forte consommation endommage le muscle cardiaque et provoque la décompassation cardiaque.

Une consommation excessive d'alcool ensemble avec la consommation de tabac endommagent les vaisseaux sanguins et entrainent une accumulation de cholestérol sur la paroi des vaisseaux. Cette condition diminue le calibre des vaisseaux et pour conséquence, elle conduit à l'angine de poitrine.

Deux unités d'alcool par semaine protégent contre les maladies cardio-vasculaires, améliorent l'élasticité des vaisseaux, diminuent le risque d'athérosclérose (obstruction des vaisseaux) et le risque de faire une crise cardiaque.

NB: Le vin rouge contient la procyanidine qui est très bonne pour le Coeur.

Le vin rouge peut mieux protéger contre la décompassation cardiaque et contre l'angine de poitrine que les autres boissons alcoolisées. Un verre de vin rouge par jour est plus que suffisant pour ce propos et le surplus ne peut qu'endommager ton coeur.

La procyanidine est aussi présente dans le jus de canneberge.

Il a été remarqué que les individus qui prennent le vin ne boivent pas beaucoup, mangent une nourriture équilibrée et ont un mode de vie plus hygiènique que ceux qui boivent d'autres boissons alcoolisées.

Les femmes qui prennent plus de trois unités d'alcool et les hommes qui prennent plus de quatre unités par jour courent le risque de développer les maladies cardiaques telle que l'angine de poitrine et la décompassation cardiaque.

**L'excès d'alcool conduit à:**

1. l'augmentation du niveau d'homocystéine et le risque d'athérosclérose,
2. l'augmentation de la tension artérielle et le risque d'une crise cardiaque.
3. affecte le rythme cardiaque, cause la dyspnée, et conduit au cardiomégalie qui est le signe majeur d'une décompassation cardiaque.

L'alcool n'est pas nécessaire même pour prévenir une décompassation cardiaque. Il y a d'autres mésures qui peuvent être prises pour se protéger d'une décompassation cardiaque:

Faire le sport

Manger une nourriture riche en antioxydants

Eviter ou arrêter de fumer

Eviter ou arrêter de prendre l'alcool.

## 3. LES EFFETS DE L'ALCOOL SUR LE TUBE DIGESTIF

L'alcool irrite la muqueuse gastrique, cause la nausée, les vomissement et la diarrhée.

L'excès d'alcool conduit à la déshydratation. Ceci est la raison pour la quelle les alcooliques se plaignent des maux de tête le lendemain.

Les chercheurs ont démontré que l'alcool se convertie en acétaldéhyde qui se fixe aux cellules de la muqueuse buccale et entraine une réaction inflammatoire et dans certains cas le cancer de la bouche.

L'alcool prédispose à la gastrite aussi bien qu'à l'ulcère gastrique.

**NB**: L'alcool est la deuxième cause du cancer de la bouche après le tabac.

## 4. LES EFFETS DE L'ALCOOL SUR LE PANCREAS.

L'alcool cause l'inflammation des cellules pancréatiques et endommage le pancréas.

Cette condition est appelée pancréatite chronique et peut aussi conduire au diabètes mellitus.

L'alcool réduit la sensibilité des cellules du corps humain à l'insulline et peut conduire au diabètes type II.

## 5. LES EFFETS DE L'ALCOOL SUR LE FOIE

D'après certains donnés, l'alcool est la cause de plus ou moins 33000 décès par ans au Royaume Uni.

Au niveau du foie l'alcool peut causer trois conditions majeures:

Le foie graisseux: Accumulation des graisses entre les cellules du foie.

L'arrêt de l'alcool améliore considérablement la condition.

L'hépatite: L'inflammation des cellules du foie.

La cyrhose du foie: Transformation du tissu hépatique en tissu fibreux.

## 6. COMA ETHYLIQUE

Nous parlons du coma éthylique, lorsqu'une personne dépasse la quantité maximale de consommation journalière d'alcool et atteint la quantité toxique qui empoisonne son cerveau et endommage son foie.

## 7. LES EFFETS DE L'ALCOOL SUR LA PEAU

L'alcool détériore la structure de ta peau et te fait paraître plus vieille que tu ne l' es.

L'alcool noircit la peau en dessous de tes yeux.

L'alcool rend ta peau sèche, donne des rides et te donne une apparence vieille.

## 8. LES EFFETS DE L'ALCOOL SUR LA VIE SEXUELLE

L'alcoolisme conduit à l'impuissance sexuelle.

## 9. L'ALCOOLISME PENDANT LA GROSSESSE

C'est dangereux de prendre l'alcool pendant la gestation parce que ceci traverse la barrière placintaire. Les enfants et les fœtus ne supportent pas l'alcool.

Au fœtus l'alcool diminue la capacité d'absorber les nutrients pour le développement des cellules nerveuses et du corps entier.

L'alcool diminue la capacité du fœtus à récevoir l'oxygène à partir du placinta.

## 10. LE SYNDROME DE L'ALCOOL AU BEBE

Le syndrôme alcoolique chez le nouveau né est carractèrisé par:

Le bébé est faible, inactif, petit de taille avec un petit poids de naissance, une petite tête et un petit cerveau.

Les anomalies faciales sont présentes: les petits yeux, petites oreilles, un pyramide nasal déprimé, gueule de lièvre, strabisme.

Les malformations cardiaques

Retard psychopondéral

Irritabilité

Hyperactivité

Un thorax et une collonne vertébrale déformé

Les mouvements des articulation sont limités

Les malformations génitales

Les malformation des reins

## ARRETER/REDUIRE LA CONSOMMATION D'ALCOOL

Les étapes à suivre pour arrêter ou réduire la consommation d'alcool:

1. Apprécier les avantages de la consommation d' alcool et les inconvénients

L'alcool permet d'oublier les problèmes dans l'entretemps peux tu imaginer combien de problèmes l'alcool à engendrés dans ta vie quotidienne?

L'alcool te permet de te divertir et de te battre aussi?

L'alcool te permet de rélaxer et d'oublier tes responsabilités?

2. Examines ta vie quotidienne et ton comportement à l'égard de toi même comme des autres, afin de découvrir si tu as un problème d'alcoolisme ou pas.

NB: Il ya des centres bien spécialisés qui peuvent t'assister et t'aider à arrêter la consommation d'alcool.

**Que faire si l'envie de boire te prend?**

Parles à quelqu'un qui te soutient dans la décision que tu as prise.

Occupes toi de quelque chose jusqu'à ce que cette envie passe.

Rappelles toi du mobil qui t'a poussé à arrêter de prendre l'alcool.

Rappelles toi que l'alcool ne peut résoudre aucun problème au contraire ca ne fera que t'augmenter des maux.

Ne combats pas cette envie mais ignores la. Souviens toi qu'elle est temporaire et elle va passer.

Ne pars pas seul à la réhabilitation parce que tu as besoin d'une personne pour te soutenir

Tu peux aussi consulter un psychologue pour évaluation et psychothérapy.

Si tu es alcoolic il est préférable d'arrêter l'alcool en une fois.

## CONCLUSION

Il est facile de commencer une mauvaise habitude que de l'arrêter.

Si tu ne prends pas d'alcool il est préférable de ne jamais en prendre; mais si tu en prends déjà il y a moyen d'arrêter parce que rien n'est impossible. La vie est faites des décisions. N'oublies jamais que une bonne décision affectera ta vie positivement et une mauvaise décision l'affectera négativement.

Ma prière est que tu comprennes et que tu mettes en pratique ce massage.

---

[i] Le prtit larousse grand format en couleur, 1998, page52

www.ingramcontent.com/pod-product-compliance
Lightning Source LLC
Chambersburg PA
CBHW070747310526
45791CB00028B/1676